AF800793

NCCN Guidelines for Patients®

La guía esencial para las personas que se enfrentan al cáncer.

Basada en las recomendaciones para la atención de destacados expertos en oncología.

Explica la atención oncológica de alta calidad que se brinda en centros oncológicos de vanguardia.

Revisada y corregida todos los años.

¿Sabía que los principales centros oncológicos de los Estados Unidos colaboran para mejorar la atención oncológica? Esta alianza de los principales centros oncológicos se denomina National Comprehensive Cancer Network® (NCCN®).

Como la atención oncológica está en constante evolución, NCCN elabora y actualiza con frecuencia recomendaciones basadas en pruebas que utilizan los profesionales de atención médica de todo el mundo. Estas recomendaciones se conocen como NCCN Clinical Practice Guidelines in Oncology (NCCN Guidelines®).

En NCCN Guidelines for Patients, se explican de manera sencilla estas recomendaciones de los expertos, para que pueda hablar con su equipo de atención médica sobre la mejor atención para usted.

NCCN Guidelines for Patients se basa en NCCN Guidelines® para el cáncer de piel de células basales, versión 1.2026, 2 de septiembre de 2025.

Ver NCCN Guidelines for Patients gratis en Internet: NCCN.org/patientguidelines

Buscar un centro oncológico de NCCN cerca de usted: NCCN.org/cancercenters

Conocer cómo se preparan las NCCN Guidelines for Patients: NCCN.org/patient-guidelines-process

Comuníquese con nosotros

@NCCNorg @NCCNVideo NCCN @NCCNorg

Quiénes nos apoyan

NCCN Guidelines for Patients cuenta con el apoyo financiero de NCCN Foundation®

NCCN Foundation agradece profundamente a las siguientes empresas colaboradoras por hacer posible esta NCCN Guidelines for Patients: Regeneron Pharmaceuticals, Inc.

NCCN adapta, actualiza y aloja de forma independiente la guía de NCCN Guidelines for Patients. Nuestras empresas colaboradoras no participan en la elaboración de esta NCCN Guidelines for Patients y no se responsabilizan del contenido ni las recomendaciones que se incluyen en la presente guía.

Para hacer una donación, visite NCCNFoundation.org/Donate

Para obtener más información, visite la página NCCN.org/patientguidelines o envíe un correo electrónico a PatientGuidelines@NCCN.org

Contenido

NCCN Foundation tiene como objetivo apoyar a los millones de pacientes y familias afectados por un diagnóstico de cáncer mediante la financiación y distribución de NCCN Guidelines for Patients. NCCN Foundation también se compromete a avanzar en los tratamientos contra el cáncer subsidiando a los médicos prometedores del país en el centro de innovación en cuanto a investigación del cáncer. Para obtener más detalles y acceder a la biblioteca completa de recursos para pacientes y cuidadores, visite NCCN.org/patients.

National Comprehensive Cancer Network (NCCN) y NCCN Foundation
3025 Chemical Road, Suite 100, Plymouth Meeting, PA 19462, EE. UU.

1

Acerca del cáncer de piel de células basales

El cáncer de piel de células basales, también conocido como carcinoma basocelular, es el tipo más común de cáncer de piel. Se presenta en aproximadamente 1 de cada 5 personas en los Estados Unidos. La buena noticia es que el cáncer de piel de células basales se puede curar en la mayoría de los casos. Por lo general, el tratamiento consiste en una cirugía para extirpar el cáncer. Encontrará más información más adelante.

¿Qué es el cáncer de piel de células basales?

El cáncer de piel de células basales es el cáncer de piel más frecuente. Si se detecta a tiempo, puede tratarse muy bien y, con frecuencia, puede curarse. Esto se debe a que rara vez hace metástasis (se extiende).

Los cánceres de piel suelen aparecer en la capa superior de la piel, llamada epidermis. La epidermis está formada por células basales y otras células. El cáncer de piel de células basales se produce cuando algunas células basales crecen de forma anormal. Este cáncer suele desarrollarse en zonas expuestas al sol, como el rostro, la cabeza, el cuello, el torso, los brazos y las piernas. Sin embargo, puede aparecer en cualquier parte del cuerpo.

Nociones básicas sobre la piel

¿Sabía que la piel es el órgano más grande del cuerpo? Si pudiera medirla, alcanzaría unos dos metros cuadrados. Esto es aproximadamente el tamaño de una toalla de playa grande.

Como barrera, la piel brinda protección y ayuda a controlar la temperatura corporal. Tiene tres capas:

- **Epidermis**: la capa superior de la piel proporciona una barrera impermeable y crea el color a la piel (melanina).

Lesiones cutáneas

El cáncer de piel de células basales suele aparecer en el rostro, la cabeza y el cuello. Aquí se muestra una lesión de células basales en la mejilla de una persona.

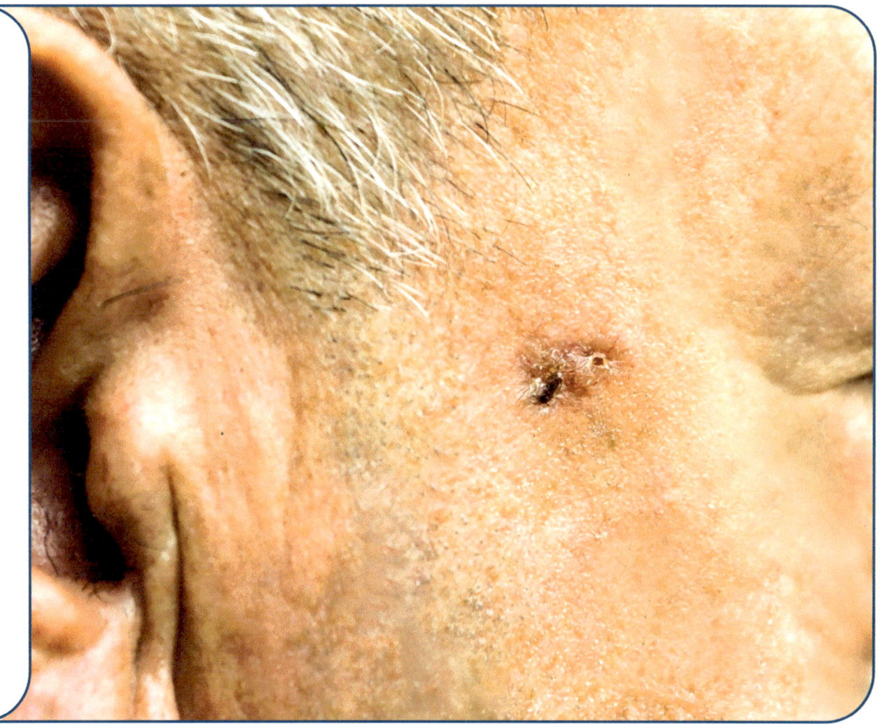

- **Dermis**: la capa intermedia está formada por tejido conjuntivo, vasos sanguíneos, glándulas sebáceas y sudoríparas, nervios y folículos pilosos.
- **Hipodermis**: la capa de tejido más profunda está formada por grasa y tejido conjuntivo.

La mayoría de los cánceres de piel se forman en las células de la epidermis, que tiene tres tipos principales de células:

- **Células escamosas**: estas son células planas que se encuentran en la parte superior de la epidermis.
- **Células basales**: se encuentran en la parte inferior de la epidermis y se dividen constantemente para formar nuevas células que sustituyen a las células escamosas de la superficie de la piel.
- **Melanocitos**: los melanocitos son células situadas en la parte inferior de la epidermis que producen melanina. La melanina es la responsable del color del cabello, la piel y los ojos. También protege nuestra piel de los dañinos rayos ultravioleta (UV).

Este libro solo trata sobre el cáncer de piel de células basales. Para obtener más información sobre el cáncer de piel de células escamosas o el melanoma, consulte la *NCCN Guidelines for Patients* correspondiente disponible en NCCN.org/patientguidelines y en la aplicación NCCN Patient Guides for Cancer.

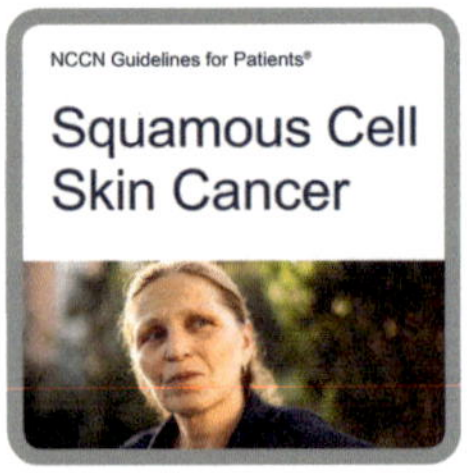

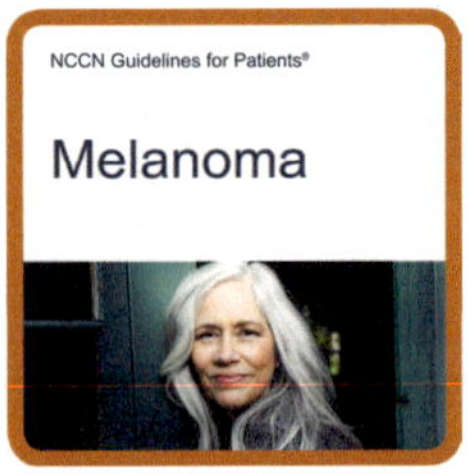

Capas de la piel y tipos de células

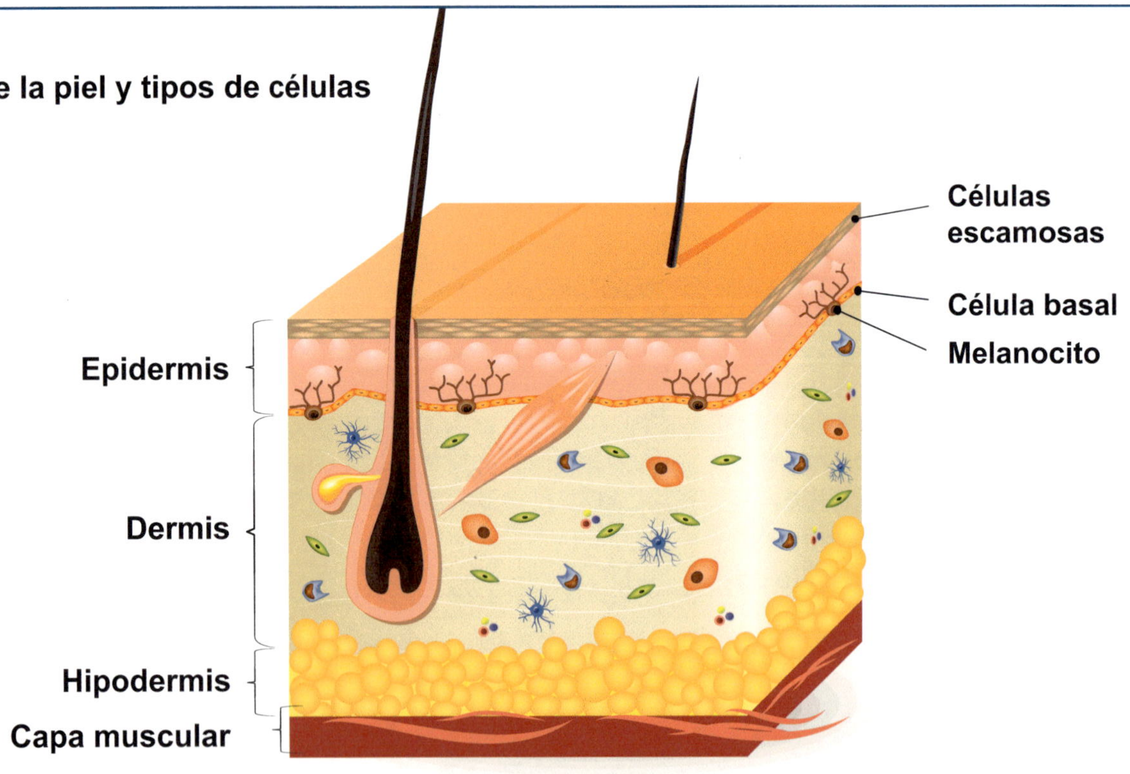

¿Cuáles son sus signos y síntomas?

El cáncer de piel de células basales puede afectar a cualquier persona, pero es más frecuente en personas de piel, cabello u ojos claros. En la piel clara, las lesiones (manchas) pueden tener cualquiera de los siguientes aspectos:

- Zonas planas, pálidas o amarillas, como una cicatriz
- Manchas rojas que pueden picar
- Pequeños bultos rosados o rojos y brillantes que pueden tener zonas marrones o zonas con sangrado o costras
- Llagas abiertas que no cicatrizan y pueden sangrar, o desaparecer y volver a aparecer

En la piel marrón y negra, el cáncer de piel de células basales puede aparecer como un bulto marrón o negro brillante con un borde romo. Puede confundirse con un lunar normal.

Preste atención a cualquier bulto nuevo, cambiante, sangrante o inusual en la piel. El cáncer de piel es más fácil de curar cuando se detecta a tiempo.

Para saber cómo se diagnostica el cáncer de piel de células basales, consulte el *Capítulo 2: Pruebas de detección del cáncer de piel de células basales.*

¿Cuáles son las causas y los factores de riesgo?

El cáncer de piel de células basales se debe a la exposición a la radiación UV del sol o de otras fuentes, como las camas solares. La radiación UV puede dañar el ADN del interior de las células basales de la piel. El ADN controla el crecimiento y el funcionamiento de las células. Si el ADN del interior de las células se daña, estas pueden volverse anormales y crecer sin control.

Tiene más probabilidades de tener cáncer de piel de células basales si presenta determinados factores de riesgo. Un factor de riesgo aumenta la probabilidad de desarrollar cáncer. Estos son los factores de riesgo del cáncer de piel de células basales:

- **Exposición a la luz ultravioleta**: la luz ultravioleta (radiación) que emite el sol o las camas solares aumenta el riesgo.
- **Piel clara, cabello pelirrojo o rubio, o color de ojos claro**: las personas con piel clara tienen mayor riesgo de desarrollar cáncer de piel porque tienen menos melanina (pigmento de la piel) para filtrar los dañinos rayos UV del sol.
- **Edad**: el riesgo aumenta con la edad porque la exposición al sol se acumula con el tiempo. Sin embargo, el cáncer de piel es cada vez más frecuente en personas jóvenes.
- **Antecedentes de cáncer de piel**: si usted o algún familiar tuvo cáncer de piel, tiene más probabilidades de desarrollar cualquier tipo de cáncer de piel.
- **Radioterapia**: el tratamiento con radiación para otras afecciones, especialmente antes de los 40 años, puede aumentar el riesgo de desarrollar cáncer de piel.
- **Inmunosupresión**: las personas con sistemas inmunitarios debilitados por trasplantes de órganos o enfermedades autoinmunitarias corren un mayor riesgo de padecer cáncer de piel de células basales.

¿Cómo se trata el cáncer de piel de células basales?

El cáncer de piel de células basales es muy tratable y se puede curar. La clave es detectarlo y tratarlo a tiempo.

La cirugía es el tratamiento más frecuente para el cáncer de piel de células basales. En algunos casos, puede administrarse radioterapia o tratamiento farmacológico (tratamiento sistémico) para tratarlo. Para obtener más información sobre cómo se trata el cáncer, lea el *Capítulo 3: Tipos de tratamiento* y el *Capítulo 4: Tratamiento por riesgo y recidiva*.

Después del tratamiento, deberá realizarse exámenes completos de la piel con su médico al menos una vez al año. Entre estos períodos, la prevención es importante.

La recidiva se produce cuando el cáncer de piel de células basales reaparece en la zona en la que se detectó originalmente o ha hecho metástasis (se ha extendido) a los ganglios linfáticos o a partes distantes del cuerpo. Los ganglios linfáticos son pequeñas estructuras con forma de frijol que ayudan a combatir infecciones y enfermedades. El cáncer de piel de células basales se considera avanzado cuando se propaga a los ganglios linfáticos. Sin embargo, hay varias opciones para tratarlo. Consulte el *Capítulo 4: Tratamiento por riesgo y recidiva* para obtener más información.

Cómo puede ayudar esta guía

Tomar decisiones sobre la atención oncológica es estresante. Tiene mucho por aprender, y no sabe lo que le depara el futuro.

Utilice esta guía para obtener la información y el apoyo que necesita.

Los pacientes, los médicos y otros profesionales de la salud confían en las NCCN Guidelines for Patients. En esta guía, se utiliza un lenguaje claro y cotidiano para explicar las recomendaciones actuales sobre el tratamiento del cáncer y están elaboradas por expertos respetados en el campo. Las recomendaciones se basan en las investigaciones más recientes y prácticas de los mejores centros oncológicos.

Su salud es única, por lo que su atención oncológica también debería serlo. A medida que lee esta guía, aprenderá sobre qué tratamientos tienen más probabilidades de ofrecer los mejores resultados para su caso. Así, tendrá más preparación para hablar con su equipo de atención médica.

¿Qué puede hacer para recibir la mejor atención?

Luche por usted. Usted tiene un papel importante que desempeñar en su cuidado. Muchas personas se sienten más satisfechas cuando participan activamente en la planificación de su atención oncológica.

Las NCCN Guidelines for Patients le permitirán desempeñar un papel más importante en su atención. Hable sobre las recomendaciones de esta guía con su equipo de atención médica. Pregunte sobre sus opciones y comparta sus objetivos e inquietudes.

¿No sabe qué preguntar? No se olvide de que cuenta con apoyo. Es por eso que incluimos sugerencias de preguntas al final de cada capítulo.

Siga leyendo para encontrar la mejor atención posible.

2

Pruebas de detección del cáncer de piel de células basales

Se deben realizar estudios para diagnosticar de forma correcta y tratar el cáncer de piel de células basales. En este capítulo, se presenta una descripción general de los estudios que puede realizarse y qué puede esperar.

Tanto si usted como su médico han encontrado una mancha (lesión) preocupante en la piel, deberá realizarse pruebas para identificar y diagnosticar el cáncer de piel de células basales. El diagnóstico se basa en los resultados de sus antecedentes médicos y familiares, un examen físico, un examen cutáneo, una biopsia y, en algunos casos, estudios de diagnóstico por imágenes. **Consulte la Guía 1.**
Su diagnóstico determinará su plan de tratamiento. Es importante que comprenda lo que estas pruebas significan, así que continúe leyendo para conocer más detalles.

Pruebas médicas generales

Antecedentes médicos

Guía 1 **Pruebas habituales para detectar el cáncer de piel de células basales**
Antecedentes médicos y familiares
Examen físico
Exámenes cutáneos completos
Biopsias
Estudios de diagnóstico por imágenes (para lesiones que podrían haberse extendido)

Los antecedentes médicos son un registro de todos los problemas de salud y tratamientos que ha tenido durante su vida. Prepárese para enumerar las enfermedades o lesiones que ha tenido y cuándo ocurrieron. Lleve una lista de los medicamentos nuevos y antiguos e incluso los de venta libre, herbarios o los suplementos que esté tomando. Informe a su médico sobre cualquier síntoma que tenga. Los antecedentes médicos ayudan a determinar qué tratamiento es el mejor.

Antecedentes familiares

Al igual que otras enfermedades, algunos tipos de cáncer pueden ser hereditarios. Su médico le preguntará sobre los antecedentes médicos de sus familiares consanguíneos. Esta información se llama antecedentes familiares. Pregunte a sus familiares sobre los problemas de salud que han padecido, como afecciones cardíacas, cáncer y diabetes, y a qué edad se los diagnosticaron.

Examen físico

Durante un examen físico, el médico puede hacer lo siguiente:

- Observar sus ojos, oídos, nariz y garganta.
- Palpar y aplicar presión en distintas partes del cuerpo para ver si los órganos tienen tamaño normal, están blandos o duros o si duelen cuando los toca.
- Palpar los ganglios linfáticos agrandados en el cuello, la axila y la ingle.

Examen cutáneo

Es importante encontrar a un profesional clínico del cuidado de la piel con experiencia, como un dermatólogo, para que le realice un examen cutáneo completo. La piel es el órgano más extenso del cuerpo. No solo protege el cuerpo, sino que también revela a los médicos muchos datos sobre su salud.

Prepárese para tener un examen de la piel de la cabeza a los pies que incluye la revisión del cuero cabelludo, el rostro, la boca, los ojos, los párpados, las orejas, el cuello, el tronco, los brazos, las manos, los dedos, las uñas de las manos, los pies, los dedos de los pies y las uñas de los pies.

El médico puede utilizar un dermatoscopio (véase la foto) para observar las manchas con mayor claridad.

Lesión

Una lesión cutánea se define como una zona de la piel que tiene un aspecto diferente al de la zona circundante. Cuando se trata de cáncer de piel, también se denomina tumor. Puede tratarse de una mancha anormal, un bulto, una protuberancia, una úlcera, una llaga o una zona coloreada de la piel.

La mayoría de las lesiones son inofensivas, pero algunas pueden ser cáncer de piel. Hable con su médico o equipo de atención médica sobre cualquier lesión que haya cambiado de color o textura, o que haya crecido.

Color de la piel

Usted conoce su piel mejor que nadie. Informe a su médico sobre el color normal de su piel. Muestre dónde la piel tiene un aspecto normal y dónde le parece diferente. Describa cualquier cambio.

El riesgo de cáncer de piel es mayor entre quienes tienen un color de piel más claro, pero cualquier persona, independientemente de su color de piel, puede desarrollar cáncer de piel de células basales.

Examen cutáneo

El médico puede utilizar un dermatoscopio (una lente de aumento especial y una fuente de luz que se coloca cerca de la piel) para observar las manchas de cerca.

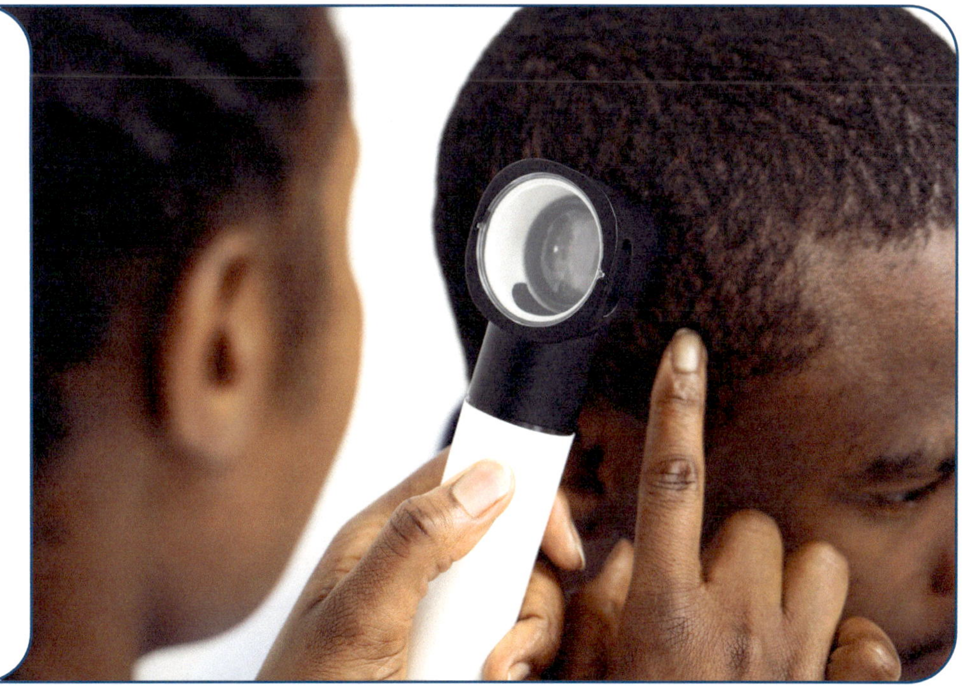

Biopsia

Una biopsia de piel comienza cuando se detecta una lesión inusual en la piel. El médico extirpará una parte o la totalidad de la lesión y la enviará a un laboratorio para que la analicen en busca de cáncer.

Es importante tener en cuenta que una biopsia no es lo mismo que una cirugía. El objetivo de una biopsia es determinar el diagnóstico correcto (determinar si tiene cáncer de piel). El objetivo de la cirugía es extirpar la lesión y detectar si presenta cáncer. Para obtener más información sobre la cirugía, consulte el *Capítulo 3: Tipos de tratamiento.*

Qué ocurre durante una biopsia

El médico adormecerá primero la zona con una anestesia local. Esto se hará probablemente mediante una inyección con una pequeña aguja. Aunque es posible que sienta una ligera molestia, la anestesia evita que sienta dolor durante la biopsia.

Dado que en la biopsia se debe cortar la piel, es probable que quede una cicatriz. También puede preguntar cómo se cerrará la incisión de la zona de la biopsia. Hay algunas opciones, como puntos de sutura o un pegamento especial que se puede utilizar. Consulte a su médico si le preocupa que queden cicatrices.

Para el cáncer de piel de células basales, se suelen utilizar tres tipos de biopsias: por afeitado, por escisión o por punción.

Biopsia por afeitado

En la biopsia por afeitado, se utiliza una hoja afilada o un bisturí para "rasurar" una fina capa de piel de la lesión. Para ayudar a controlar la hemorragia, el médico puede aplicar una pomada, una sustancia química o una pequeña corriente eléctrica para cauterizar (quemar y sellar) la zona. La zona cicatriza sin suturas.

Biopsia de piel por punción

En esta biopsia se extrae un pequeño fragmento de piel y tejido conjuntivo con un instrumento manual.

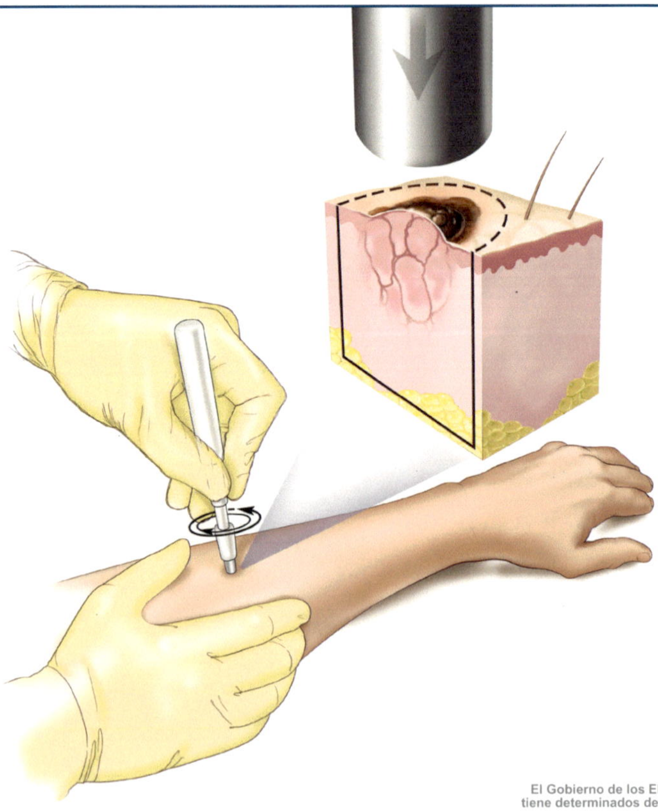

Biopsia por escisión

En la biopsia por escisión, el médico utiliza un instrumento, como un bisturí, para extirpar total o parcialmente la lesión. Esta biopsia puede realizarse en el consultorio del médico o en un hospital. A menudo, se utilizan puntos de sutura para cerrar la herida.

Biopsia de piel por punción

En la biopsia de piel por punción, se extrae un pequeño fragmento de piel y tejido conjuntivo con un instrumento manual. Por lo general, se requieren puntos de sutura para cerrar la incisión en la piel que se ha realizado en la biopsia.

Pruebas de biopsia

La muestra de biopsia se enviará a un laboratorio para que la analice un anatomopatólogo, un médico experto en el estudio de tejidos y fluidos corporales mediante análisis de laboratorio. El anatomopatólogo registrará el aspecto general, el tamaño, la forma y el tipo de células en el informe anatomopatológico que se envía a su médico.

Estudios de diagnóstico por imágenes

En los estudios de diagnóstico por imágenes, se toman fotografías (imágenes) del interior del cuerpo. Generalmente, no es necesario realizarse un estudio de diagnóstico por imágenes para el cáncer de piel de células basales, a menos que se considere de alto riesgo y sea profundo. Estas pruebas suelen utilizarse para determinar si el cáncer se ha extendido a capas más profundas o a zonas más lejanas del cuerpo.

TC

La tomografía computarizada (TC o TAC) consiste en una máquina de rayos X computarizada. Toma muchas imágenes (radiografías) desde distintos ángulos de la misma parte del cuerpo para generar una serie de imágenes transversales.

¡Nos interesan sus comentarios!

Nuestro objetivo es brindar información útil y fácil de entender sobre el cáncer. Realice nuestra encuesta para decirnos qué hicimos bien y qué podríamos mejorar.

NCCN.org/patients/feedback

RM

La exploración por resonancia magnética (RM) usa imanes potentes y ondas sonoras para tomar imágenes digitales del interior del cuerpo. No se utilizan rayos X.

Puntos clave

- Para diagnosticar el cáncer de piel de células basales, se necesitan diferentes tipos de pruebas, como un examen físico, un examen cutáneo y una biopsia de piel.
- Durante el examen cutáneo, el médico le examinará la piel en busca de lesiones inusuales y llevará un registro de las manchas que deban vigilarse o controlarse con más atención.
- Si se detecta una lesión inusual en la piel, se extirpará una parte o la totalidad de la lesión para enviarla a un laboratorio y analizarla en busca de cáncer. Esto se llama biopsia de piel.
- Existen tres tipos de biopsias de piel, pero todas tienen el mismo objetivo: dar un diagnóstico de la lesión.
- Los estudios de diagnóstico por imágenes se utilizan para obtener una imagen más clara de cualquier indicio de extensión. No suelen utilizarse en la mayoría de los casos de cáncer de piel de células basales, salvo cuando el cáncer está avanzado.

Preguntas para hacer

- ¿Por qué se me ha hecho esta prueba en particular?
- ¿Necesito otras pruebas para confirmar mi diagnóstico?
- ¿Qué profundidad y ancho tendrá la biopsia que se me hará en la piel?
- ¿La herida se cerrará con puntos de sutura?
- ¿Cuántas cicatrices dejará la biopsia?

¿Cuál es el siguiente paso?

En este capítulo, se presenta una descripción general de los distintos tipos de pruebas que se utilizan para diagnosticar el cáncer de piel de células basales, desde el examen cutáneo hasta los estudios de diagnóstico por imágenes. Ahora que conoce los tipos de pruebas que se le pueden realizar, lea el siguiente capítulo sobre la variedad de tratamientos disponibles. Para saber más concretamente cómo puede tratar el cáncer de piel, consulte el *Capítulo 4: Tratamiento por riesgo y recidiva.*

3

Tipos de tratamiento

En este capítulo, se presenta una descripción general de los tipos de tratamiento del cáncer de piel de células basales y qué puede esperar. Normalmente se utiliza algún tipo de cirugía para extirpar la lesión cancerosa. Tengan en cuenta que no todas las personas reciben el mismo tratamiento.

Las opciones de tratamiento del cáncer de piel de células basales tienen como objetivo eliminar el cáncer por completo. Incluyen cirugía, tratamientos tópicos, radioterapia y, a veces, tratamiento sistémico (en todo el cuerpo). **Consulte la Guía 2.** El tratamiento que se recibe a través de un ensayo clínico también puede ser una opción. Sin embargo, el tratamiento más habitual es la cirugía para extirpar el cáncer y parte del tejido sano que lo rodea.

Guía 2 Tratamientos habituales para el cáncer de piel de células basales
Cirugía
Tratamientos tópicos
Radioterapia
Tratamiento sistémico
Ensayos clínicos

Cirugía

Los tratamientos quirúrgicos incluyen la escisión quirúrgica, la cirugía de Mohs, el legrado y la electrodesecación y la extirpación por afeitado.

Escisión quirúrgica

Una escisión quirúrgica implica extirpar el cáncer de piel con parte del tejido de aspecto normal que lo rodea (margen quirúrgico) para asegurarse de que se eliminan todas las células cancerosas. Se utilizará anestesia local para adormecer la zona antes de la intervención y minimizar el dolor. La lesión extirpada se enviará al laboratorio, también conocido como laboratorio anatomopatológico. Allí se analizará la lesión para detectar la presencia de cáncer.

Después de la intervención, el médico puede cerrar la abertura (incisión) con puntos de sutura. Si la abertura es grande, es posible que necesite un injerto de piel. Un injerto de piel toma piel de una zona no afectada del cuerpo para cubrir la piel dañada. Los efectos secundarios habituales de los injertos de piel son dolor, hinchazón, hemorragia, cicatrices e infección. Su médico le explicará de qué parte del cuerpo se extirpará el injerto de piel, para que tenga la posibilidad de elegir la ubicación. Hable con su médico para obtener más información y sentirse a gusto con el procedimiento.

PDEMA

La evaluación de márgenes periféricos y profundos en la cara (PDEMA) es una técnica que permite al médico ver una imagen de alta calidad de toda la superficie marginal de los tejidos extirpados. También puede denominarse evaluación completa de márgenes. La forma más común de PDEMA es la cirugía micrográfica de Mohs.

Cirugía micrográfica de Mohs

La cirugía micrográfica de Mohs, a menudo denominada cirugía de Mohs, se utiliza habitualmente para extirpar una lesión (a veces denominada tumor) y la menor cantidad posible de tejido normal de la piel.

La cirugía de Mohs incluye varias etapas:

- En primer lugar, el médico marcará la zona que se va a extirpar (incluido el tumor).
- A continuación, el médico adormecerá la zona con una anestesia local y utilizará un bisturí para extirpar una fina capa del tumor.
- Luego, la muestra de tejido se evaluará en un laboratorio *in situ*. Allí se analizará su tumor mientras usted espera.

Si hay otras zonas de preocupación alrededor de los bordes o la base de la muestra de tejido, regresará al quirófano para otra ronda de extracción de tejido. Continuará este proceso hasta que se haya extirpado toda la zona afectada.

Cuando ya no se encuentren restos de cáncer, su médico decidirá la mejor opción para cerrar la abertura. En algunos casos, la abertura quirúrgica puede cicatrizar por sí sola, pero se utilizan puntos de sutura en la mayoría de las veces.

Cirugía de Mohs

La cirugía de Mohs es muy eficaz para tratar el cáncer de piel de células basales. El cirujano extrae finas capas de piel (una por una) y comprueba la presencia de cáncer en cada capa hasta que desaparezcan todas las células cancerosas.

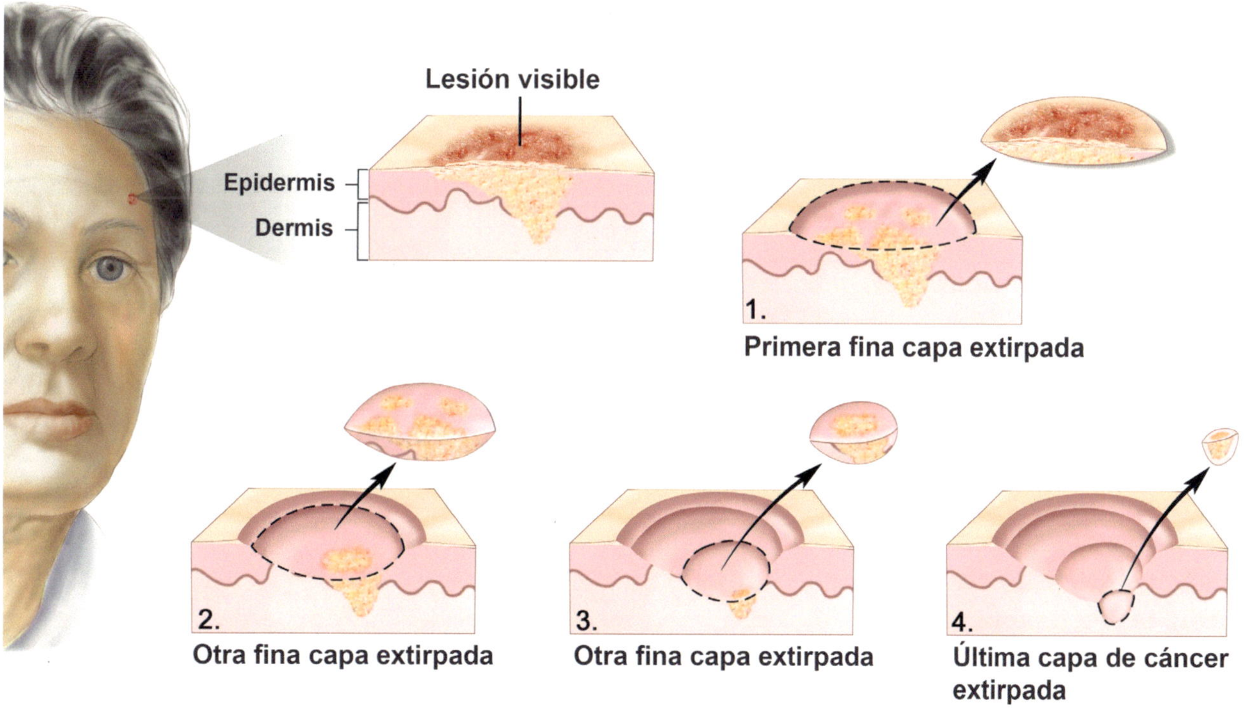

La cirugía de Mohs suele considerarse segura y conlleva un bajo riesgo de complicaciones. Sin embargo, puede tener efectos secundarios como hemorragias y hematomas, infecciones, dolor, entumecimiento, hinchazón y cicatrices.

Legrado y electrodesecación

El legrado y la electrodesecación es un procedimiento utilizado para extirpar cánceres y precánceres de piel poco profundos (superficiales). Durante este procedimiento, el médico inyecta una anestesia local en la zona afectada para adormecerla, de modo que no sienta dolor. A continuación, eliminará la lesión raspándola con un instrumento especial que tiene un borde afilado en forma de bucle en un lado (una cureta). Una vez eliminada la zona afectada, la abertura se cauterizará (quemará) con corrientes eléctricas (lo que se conoce como electrodesecación) para controlar la hemorragia y destruir cualquier lesión restante.

El procedimiento de legrado y electrodesecación puede repetirse si el tumor es canceroso. Este tratamiento puede ser una opción para las personas que no pueden someterse a cirugías más invasivas.

El legrado y la electrodesecación pueden causar efectos secundarios como dolor, hinchazón, formación de costras, hemorragias y cicatrices.

Extirpación por afeitado

Esta técnica trata las lesiones cutáneas que están en relieve o en la capa superior de la piel. El médico adormece la zona y utiliza una pequeña hoja para extirpar las capas externas de la piel. La zona extirpada incluye toda la lesión o parte de ella.

Normalmente, no se necesitan puntos de sutura. Después del procedimiento, se aplica un medicamento para detener cualquier hemorragia o se puede cauterizar la zona para sellar los vasos sanguíneos.

Los posibles efectos secundarios de la extirpación por afeitado son dolor, hemorragia, hinchazón e infección.

Cicatriz basocelular después del tratamiento

En la imagen, se muestra la piel de una persona después de que se le haya extirpado el cáncer de piel de células basales con cirugía. Hable con su médico sobre cómo se cerrará la piel después de la intervención quirúrgica y qué aspecto puede tener la cicatriz.

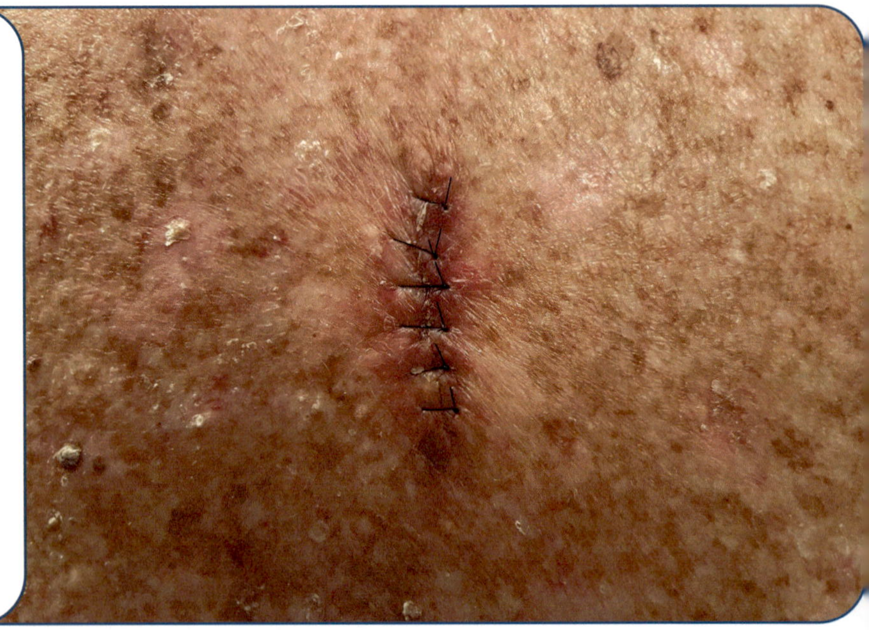

Tratamientos tópicos

Quimioterapia e inmunoterapia

La quimioterapia destruye las células de rápido crecimiento en todo el cuerpo, tanto las cancerosas como las normales. Todas las quimioterapias impiden que las células cancerosas crezcan y se dividan.

Es posible que piense que la quimioterapia se administra solo mediante infusión (administración de fármacos de forma lenta a través de una aguja en una vena), inyección o píldoras. Sin embargo, también puede presentarse en forma tópica aplicada sobre la piel. Para el tratamiento del cáncer de piel de células basales, pueden utilizarse las siguientes cremas de quimioterapia tópica:

- Fluorouracilo (Carac, Efudex, Fluoroplex)
- Calcipotrieno/fluorouracilo (Kefunova)

Los efectos secundarios más frecuentes son enrojecimiento, ampollas, picazón o dolor en la piel donde se aplica el tratamiento con quimioterapia, que pueden durar de unos días a semanas después del tratamiento.

La inmunoterapia utiliza el propio sistema inmunitario del cuerpo para combatir las células cancerosas de la piel. El imiquimod (Aldara) es un tratamiento de inmunoterapia tópica que se utiliza a menudo para tratar el cáncer de piel de células basales.

Los efectos secundarios comunes incluyen sensación de quemazón, formación de costras y enrojecimiento de la piel donde se aplica la inmunoterapia. Los efectos secundarios duran aproximadamente dos semanas después de finalizar el tratamiento. En ocasiones, se pueden presentar síntomas parecidos a los de la gripe.

Crioterapia

La crioterapia (también llamada criocirugía) congela y destruye el tejido precanceroso y

Su equipo de atención médica

En el caso del cáncer de piel de células basales, es posible que solo necesite acudir a su dermatólogo para recibir tratamiento. No obstante, según su diagnóstico, el equipo de atención médica podría incluir los siguientes especialistas:

Los **cirujanos especializados en Mohs** son dermatólogos que cuentan con certificación de especialidad y formación adicional en cirugía de Mohs.

Los **cirujanos oncólogos** son médicos capacitados para diagnosticar, tratar quirúrgicamente y extirpar tumores cancerosos.

Los **médicos oncólogos** son médicos especializados en recetar fármacos contra el cáncer. Están capacitados para diagnosticar y tratar el cáncer utilizando medicamentos especiales que pueden tomarse por vía oral o administrarse por vía intravenosa.

Los **radiooncólogos** son médicos capacitados para utilizar distintos tipos de radiación con el fin de destruir las células cancerosas y mantener sanas las otras células.

Los **anatomopatólogos** son médicos capacitados para estudiar con un microscopio el tejido y las células extraídos durante una biopsia a fin de determinar el estado de riesgo de la lesión.

Los **cirujanos plásticos** son médicos que reconstruyen, restauran y reparan partes del cuerpo. También pueden ayudar a cerrar una herida después de una cirugía, sobre todo si afecta a tejidos más profundos.

canceroso mediante un líquido muy frío que se pulveriza sobre la zona. A menudo, se utiliza nitrógeno líquido. La crioterapia provoca a veces una sensación de ardor durante el tratamiento. Se forma una ampolla y una costra que se curan en dos o tres semanas. La piel puede oscurecerse o aclararse mientras la zona cicatriza.

Terapia fotodinámica

En la terapia fotodinámica (TFD), se aplica en la zona cancerosa un fármaco sensible a la luz. Cuando se expone a la luz (luz roja o azul en el consultorio del médico, o luz exterior a la sombra), el fármaco se activa y mata las células cancerosas.

Los efectos secundarios habituales de la TFD son picazón o ardor al aplicar el líquido, dolor durante la exposición a la luz roja o azul, y picazón y enrojecimiento durante unos días después del tratamiento.

Radioterapia

La radioterapia utiliza radiación de electrones, fotones, protones y otras fuentes para destruir las células cancerosas y reducir los tumores.

Para tratar los cánceres de piel, suelen utilizarse fotones de baja energía o radiación por haz de electrones a través de una máquina situada fuera del cuerpo que envía la radiación hacia la lesión. Estos tipos de radiación son eficaces para atacar las células cancerosas y minimizan el daño de los tejidos más profundos. Se pueden administrar para cánceres de piel de células basales pequeños y superficiales, o pueden penetrar más profundamente para otros tipos de cáncer pocos frecuentes y avanzados.

El tratamiento puede centrarse en lesiones individuales, en una pequeña zona del cuerpo o en una zona específica de ganglios linfáticos.

La radioterapia puede administrarse sola o con otros tratamientos. Por ejemplo, puede utilizarse después de una cirugía para tratar las posibles células microscópicas que quedaron, especialmente si el margen quirúrgico presenta células cancerosas.

Otro tipo de radiación que se utiliza con menos frecuencia es la braquiterapia. Se trata de un tipo de radiación que puede ser útil para tratar los cánceres de piel de células basales en la cabeza y el cuello. Utiliza un aplicador que se coloca encima o dentro del tumor para administrar la radiación.

Los efectos secundarios más frecuentes de la radioterapia pueden incluir fatiga temporal, irritación de la piel (enrojecimiento, ampollas y descamación), normalmente limitada a la zona tratada, caída del cabello en la zona tratada y cambios en el color de la piel.

Tratamiento sistémico

El tratamiento sistémico es un tratamiento oncológico que afecta a todo el organismo. Se utiliza principalmente para el cáncer de piel de células basales avanzado.

Los tratamientos sistémicos incluyen el tratamiento dirigido, la inmunoterapia y, en raras ocasiones, la quimioterapia sistémica. Cada tratamiento funciona de manera diferente para reducir el tamaño del tumor y prevenir la recidiva.

Estos son los tratamientos sistémicos utilizados para tratar el cáncer de piel de células basales avanzado:

- **Vismodegib (Erivedge)**: es un tratamiento dirigido que se administra mediante una píldora. Los efectos secundarios más frecuentes son espasmos musculares, fatiga, caída del cabello, alteración del gusto y pérdida de peso.

- **Sonidegib (Odomzo)**: es un tratamiento dirigido que se administra mediante una píldora. Los efectos secundarios más frecuentes son diarrea, dolor abdominal, pérdida de peso, caída del cabello, fatiga y alteración del gusto.
- **Cemiplimab-rwlc (Libtayo)**: es una inmunoterapia. Se administra en infusión intravenosa (IV) de 30 minutos de duración en un hospital o clínica. En una infusión IV, los fármacos se administran lentamente con una aguja que se coloca en la vena. Los efectos secundarios más frecuentes incluyen fatiga, picazón, sarpullido; dolor muscular, óseo, de espalda y articular; diarrea y estreñimiento.

Es importante tener en cuenta que todos los tratamientos enumerados en esta guía para el paciente son los recomendados y adecuados. Cuando resulta útil, los expertos de NCCN también asignan un nivel de preferencia a sus recomendaciones de tratamientos sistémicos:

- Los **tratamientos preferidos** son los que cuentan con más pruebas de que pueden funcionar mejor y ser más seguros que otros.
- Los **otros tratamientos recomendados** pueden proporcionar resultados eficaces, pero puede haber menos pruebas, más efectos secundarios o es posible que no funcionen tan bien como los preferidos.
- **En algunos casos, hay tratamientos específicos** que funcionan mejor para individuos con determinadas características del cáncer o circunstancias de salud.

¿Qué son el tratamiento dirigido y la inmunoterapia?

El **tratamiento dirigido** es un tratamiento contra el cáncer que utiliza medicamentos dirigidos a moléculas específicas implicadas en el crecimiento del cáncer. Al interferir en estas moléculas, ayuda a ralentizar o detener la propagación de las células cancerosas.

La **inmunoterapia** ayuda al sistema inmunitario a combatir el cáncer. Existen varios tipos, pero algunos de los más comunes son los inhibidores de punto de control inmunitario y los anticuerpos monoclonales. Cada tipo actúa para mejorar las defensas naturales del organismo contra el cáncer.

“Algunas personas me han dicho que se trata de un cáncer de piel sin importancia. Las personas no saben lo grave que puede ser un cáncer de piel como el de células basales”.

Ensayos clínicos

Otra posible manera de recibir tratamiento para el cáncer de piel de células basales es a través de un ensayo clínico.

Un ensayo clínico es un tipo de estudio de investigación médica. Después de desarrollar y analizar en un laboratorio nuevas formas posibles de combatir el cáncer, es necesario estudiarlas en las personas.

Si en un ensayo clínico se determina que un medicamento, un dispositivo o un método de tratamiento es seguro y eficaz, es posible que lo apruebe la Administración de Alimentos y Medicamentos de los Estados Unidos (FDA).

Todas las personas con cáncer deben considerar atentamente todas las opciones de tratamiento que existen para tratar su tipo de cáncer, incluidos los tratamientos habituales y los ensayos clínicos. Converse con su médico para evaluar si tiene sentido participar en un ensayo clínico.

Fases

La mayoría de los ensayos clínicos sobre el cáncer se centran en el tratamiento y se realizan por fases.

- En los **ensayos de fase 1**, se estudian la seguridad y los efectos secundarios de un medicamento o método de tratamiento en investigación.
- En los **ensayos de fase 2**, se evalúa el grado en que un medicamento o método actúa contra un tipo de cáncer específico.
- En los **ensayos de fase 3**, se prueba el medicamento o el método en comparación con el tratamiento habitual. Si los resultados son buenos, puede ser aprobado por la FDA.
- En los **ensayos de fase 4**, se estudian la seguridad y el beneficio de un tratamiento aprobado por la FDA.

Dónde buscar ensayos clínicos

En los Estados Unidos

Centros oncológicos de NCCN
NCCN.org/cancercenters

The National Cancer Institute (NCI)
cancer.gov/about-cancer/treatment/clinical-trials/search

En el mundo

The U.S. National Library of Medicine (NLM)
clinicaltrials.gov

¿Necesita ayuda para buscar un ensayo clínico?

Servicio de Información de Cáncer (Cancer Information Service, CIS) del NCI
+1 800.4.CANCER (+1 800.422.6237)
cancer.gov/contact

¿Quién puede inscribirse?

Depende de las normas del ensayo clínico, denominadas criterios de elegibilidad. Las normas pueden referirse a la edad, el tipo y el estadio del cáncer, los antecedentes de tratamiento o el estado de salud general. Estos garantizan que los participantes se asemejen en formas específicas y que el ensayo sea lo más seguro posible para los participantes.

Consentimiento informado

Un equipo de investigación administra los ensayos clínicos. Este grupo de expertos revisará el estudio con usted en detalle, incluidos el propósito, y los riesgos y beneficios de participar. Toda esta información también se proporciona en un formulario de consentimiento informado. Lea el formulario detenidamente y haga preguntas antes de firmarlo. Tómese el tiempo que necesite para conversar con personas de su confianza. Tenga en cuenta que puede dejar el ensayo clínico y recibir un tratamiento fuera del ensayo clínico en cualquier momento.

¿Recibiré un placebo?

Los placebos (versiones inactivas de medicamentos reales) casi nunca se usan solos en los ensayos clínicos sobre el cáncer. Es frecuente recibir un placebo con el tratamiento habitual o un medicamento nuevo con el tratamiento estándar. Antes de inscribirse, se le informará, verbalmente y por escrito, si el ensayo clínico tiene previsto el uso de un placebo.

¿Los ensayos clínicos son gratuitos?

No tiene que pagar nada para inscribirse en un ensayo clínico. El patrocinador del estudio paga los costos relacionados con la investigación, incluido el fármaco del estudio. Pero es posible que tenga que pagar otros servicios, como transporte o servicios de cuidado infantil, debido a las consultas adicionales. Durante el ensayo, continuará recibiendo la atención habitual contra el cáncer. Este tipo de atención a menudo está cubierta por el seguro.

El cáncer de piel de células basales es muy tratable y, con frecuencia, se puede curar.

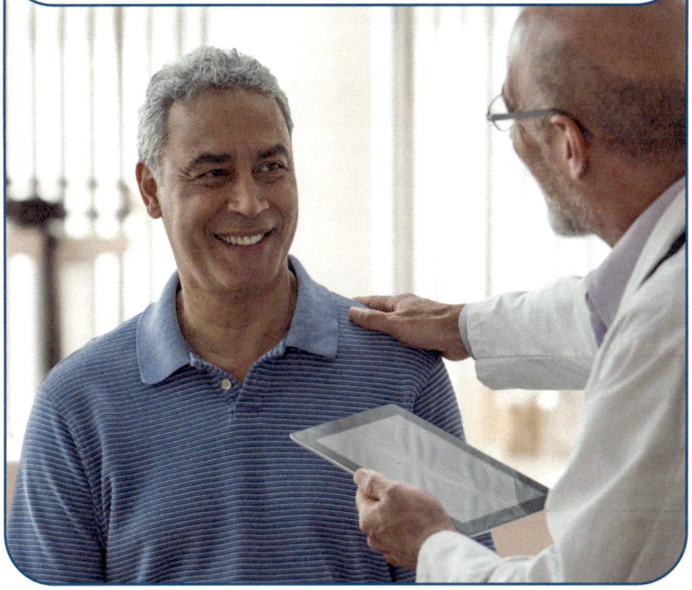

“He tenido dos cánceres de piel de células basales. Ambos eran bultos elevados. Pensé que lo que tenía en el rabillo del ojo era una verruga hasta que fui a un dermatólogo para que me revisara y tratara”.

Puntos clave

- Los tratamientos del cáncer de piel de células basales tienen como objetivo eliminar el cáncer por completo.
- La escisión quirúrgica extirpa la lesión de las células basales, así como parte del tejido de aspecto normal que la rodea (el margen quirúrgico).
- La cirugía de Mohs se utiliza habitualmente para extirpar una lesión de la piel, capa por capa.
- El legrado y la electrodesecación es un procedimiento para extirpar cánceres y precánceres de piel poco profundos.
- La radioterapia puede utilizar fotones de baja energía o haces de electrones para atacar las células cancerosas y minimizar el daño de los tejidos.
- Los tratamientos sistémicos afectan a todo el organismo y pueden utilizarse para los cánceres de piel de células basales más avanzados.

Preguntas para hacer

- ¿Cuándo debo recibir tratamiento?
- ¿Dónde recibiré el tratamiento?
- ¿Cuáles son los efectos secundarios del tratamiento a corto y a largo plazo?
- ¿Debo prestar atención a alguna complicación?
- ¿Cuáles son los resultados esperados del tratamiento?

¿Cuál es el siguiente paso?

En este capítulo, se explican muchos de los tipos de tratamiento disponibles para el cáncer de piel de células basales. En el capítulo siguiente, se detalla el tratamiento que se basa en el riesgo de recidiva (reaparición) del cáncer, denominado estado de riesgo. Aprenderá lo que significa tener un cáncer de piel de células basales de riesgo bajo, alto o avanzado.

4 Tratamiento por riesgo y recidiva

El tratamiento del cáncer de piel de células basales se basa en el riesgo de que reaparezca (lo que se denomina recidiva) y, en casos poco frecuentes, en el grado de extensión que haya alcanzado. En este capítulo, se analizan las pruebas y el estado de riesgo y, a continuación, se presentan las opciones de tratamiento en función del tipo específico de cáncer de piel de células basales.

En el capítulo anterior, se describen los distintos tipos de tratamiento disponibles para el cáncer de piel de células basales. El tratamiento al que se someterá depende de su estado de riesgo. El estado de riesgo es una estimación de la posibilidad (probabilidad) de que el cáncer reaparezca. En este capítulo, aprenderá lo que significa tener un cáncer de piel de células basales de riesgo bajo, alto o avanzado.

Estudios y diagnósticos

Tanto si usted como su médico han encontrado una lesión inusual en su piel, es necesario realizar pruebas para identificar y diagnosticar el cáncer de piel de células basales. Como se mencionó en el *Capítulo 2: Pruebas de detección del cáncer de piel de células basales*, esto incluirá un examen físico y antecedentes médicos para comprobar si hay signos o síntomas específicos, así como una biopsia. Sin embargo, si la lesión es muy pequeña y superficial, y está en una zona de bajo riesgo donde se considera improbable que vuelva a aparecer, su médico podría realizar una extirpación por afeitado. Este procedimiento elimina por completo la lesión como parte de la biopsia. Sin embargo, la extirpación por afeitado no es común.

Una vez finalizada la biopsia o la extirpación por afeitado, la muestra se envía al laboratorio y un anatomopatólogo la examina. La información obtenida se enviará a su médico en un informe anatomopatológico. En él, se detallará el riesgo de que la lesión se extienda o reaparezca.

Después de recibir el diagnóstico de cáncer de piel de células basales, se le realizará un examen cutáneo completo en busca de otras lesiones. No es frecuente que el cáncer de piel de células basales se extienda. Sin embargo, si la lesión no se trata, puede crecer y extenderse a los tejidos circundantes.

Estado de riesgo

El cáncer de piel de células basales se clasifica según el riesgo de que el cáncer reaparezca después del tratamiento (recidiva). Su riesgo se definirá según la información de los resultados anatomopatológicos, la localización del tumor y su aspecto durante el examen cutáneo.

El riesgo se divide en tres categorías:

- Riesgo bajo
- Riesgo alto
- Avanzado

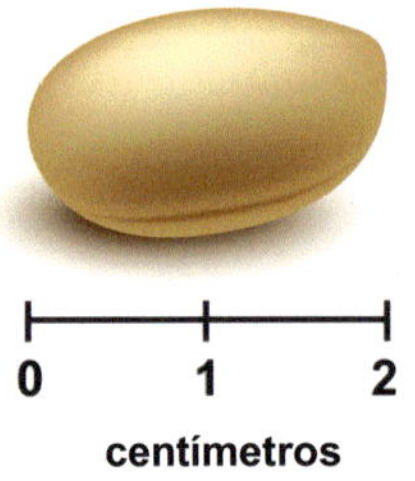

Dos centímetros es aproximadamente el tamaño de un maní sin cáscara.

Riesgo bajo

El cáncer de piel de células basales de riesgo bajo significa que el cáncer tiene un riesgo bajo de reaparecer.

El cáncer de piel de células basales de riesgo bajo se define por los siguientes factores:

- Se encuentra en el torso, los brazos o las piernas.
- Es pequeño y superficial (se encuentra solo en la capa superior de la piel).
- Mide menos de dos centímetros.
- Tiene un borde claro y definido.
- No ha sido tratado anteriormente.

Riesgo alto

El cáncer de piel de células basales de riesgo alto significa que hay más probabilidades de que el cáncer reaparezca después del tratamiento. El cáncer de piel de células basales de riesgo alto se define por algunos de los siguientes factores:

- Se encuentran en zonas del rostro (incluidos los párpados, la nariz y los labios), la cabeza (incluidas las orejas), el cuello, el tronco, los brazos, las manos, las piernas, los pies y, a veces, la zona genital.
- El tamaño puede ser igual o superior a dos centímetros.
- El borde está mal definido.
- Ha reaparecido previamente después del tratamiento.
- Muestra un patrón de crecimiento agresivo (rápido) cuando se lo observa con el microscopio.

Enfermedad avanzada

El cáncer de piel de células basales avanzado significa que la lesión se ha extendido localmente (en la zona circundante); regionalmente (a los ganglios linfáticos, también llamados ganglionar) o ha hecho metástasis (a zonas distantes del cuerpo). Si le diagnostican una enfermedad avanzada, es probable que le realicen estudios de diagnóstico por imágenes antes del tratamiento para comprobar hasta dónde se ha extendido el cáncer.

Zonas de riesgo alto para las células basales

El cáncer de piel de células basales se considera de riesgo alto cuando se detecta en el rostro.

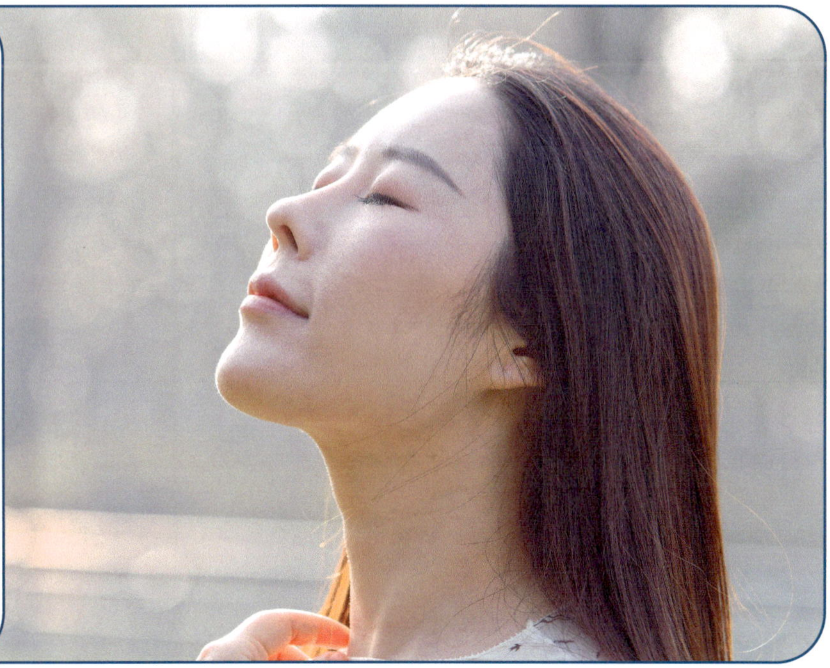

Tratamiento para el cáncer de riesgo bajo

Se considera que el cáncer de piel de células basales de riesgo bajo tiene pocas probabilidades de reaparecer una vez tratado. Su ubicación, tamaño y lo bien definidos que estén sus bordes ayudan a determinar su riesgo.

Existen muchas opciones de tratamiento para el cáncer de piel de células basales de riesgo bajo. **Consulte la Guía 3.** Por ejemplo:

- Legrado y electrodesecación.
- Extirpación por afeitado.
- Escisión quirúrgica.
- Conversación sobre la radioterapia con un radiooncólogo cuando la cirugía no es una opción.
- Tratamientos tópicos (no quirúrgicos) para el cáncer de piel de células basales superficial (poco profundo).

Guía 3 **Posibles tratamientos para el cáncer de piel de células basales de riesgo bajo**
Legrado y electrodesecación
Extirpación por afeitado
Escisión quirúrgica
Radioterapia cuando la cirugía no es una opción
Tratamientos no quirúrgicos para el cáncer de piel de células basales superficial (poco profundo)

Legrado y electrodesecación

El legrado y la electrodesecación son la opción de tratamiento recomendada para el cáncer de piel de células basales poco profundo (superficial, que afecta a la capa superior de la piel) y de riesgo bajo.

Durante el procedimiento, el médico inyecta una anestesia local en la zona afectada para adormecerla. Luego, eliminará la lesión raspándola con un instrumento especial, denominado cureta, que tiene un borde afilado en forma de bucle en un lado. A continuación, el médico cauterizará (sellará) la zona para ayudar a detener el sangrado y la cubrirá con un vendaje, por lo que no se necesitan puntos de sutura.

Aun así, existe la posibilidad de que se detecte que la lesión es más profunda durante el procedimiento. En ese caso, es posible que el siguiente paso sea la escisión quirúrgica.

Extirpación por afeitado

En este procedimiento, el médico utiliza una hoja afilada para extirpar una lesión poco profunda, que se encuentra a nivel de la piel circundante o justo por debajo de ella. La extirpación por afeitado no requiere puntos de sutura. No obstante, si la lesión es más profunda de lo previsto, puede ser necesaria una escisión quirúrgica estándar para extirpar el tejido canceroso restante.

Escisión quirúrgica

La escisión quirúrgica es una opción de tratamiento principal para los cánceres de piel de células basales de riesgo bajo. La escisión quirúrgica extirpa la lesión, así como parte del tejido de aspecto normal que la rodea (margen quirúrgico). Requiere puntos de sutura para cerrar la herida. Luego, la lesión se enviará al laboratorio para que la examine el anatomopatólogo.

Si se encuentran células cancerosas en el tejido circundante extirpado junto con el tumor (cáncer en el margen), se necesitará más tratamiento (consulte *Cuando se necesita más tratamiento*).

Radioterapia

La radioterapia puede utilizarse cuando la cirugía no es una opción debido a la ubicación de la lesión, el estado de salud de la persona o si esta rechaza la cirugía. Es importante hablar sobre este tratamiento con un radiooncólogo para determinar si es una opción en su caso.

Normalmente, la radioterapia utiliza electrones o haces de radiación de baja energía para destruir o detener el crecimiento de las células cancerosas y minimizar el daño de los tejidos más profundos. Después de la radiación, pasará al tratamiento de seguimiento *(consulte Seguimiento)*.

Tratamientos tópicos (no quirúrgicos)

Si el cáncer de piel de células basales se considera poco profundo (superficial) y no se extiende a la dermis, un tratamiento tópico puede ser una buena opción. El imiquimod (Aldara) es el tratamiento tópico de preferencia. Los tratamientos de preferencia son aquellos que cuentan con más pruebas de que funcionan mejor y pueden ser más seguros que otros tratamientos.

Estas son opciones de tratamientos tópicos:

- Imiquimod (Aldara): una crema de inmunoterapia.
- Fluorouracilo (Efudex): una crema de quimioterapia.
- Calcipotrieno/fluorouracilo (Kefunova): una crema que combina fluorouracilo y calcipotrieno (un tipo de vitamina D).
- Crioterapia: congelación de la lesión con nitrógeno líquido a través de un dispositivo pulverizador.
- Terapia fotodinámica: un fármaco tópico que se activa con luz para destruir las células cancerosas.

Después de recibir el tratamiento tópico, pasará a la fase de seguimiento del tratamiento (consulte *Seguimiento*).

Cuando se necesita más tratamiento

Si tiene una intervención quirúrgica para extirpar el cáncer de piel de células basales de riesgo bajo y no se encuentran células cancerosas en los márgenes quirúrgicos, avanzará al tratamiento de seguimiento (consulte *Seguimiento*).

Sin embargo, si le realizan la cirugía y aún quedan restos de cáncer, necesitará un tratamiento posterior. Estas son las opciones para el siguiente tratamiento:

- Cirugía de Mohs u otras formas de PDEMA.
- Otra escisión quirúrgica (si es posible).
- Radioterapia (si la cirugía no es una opción y un radiooncólogo ayuda a determinar que es conveniente).

Después de la cirugía o la radiación, pasará a la fase de seguimiento del tratamiento (consulte *Seguimiento*).

“Tenía una verruga pequeña dentro de la oreja izquierda y sabía con seguridad de que no podía ser cáncer de piel por su ubicación. Me revisaron, y era cáncer de piel de células basales. Es fundamental hacerse revisar de pies a cabeza”.

Tratamiento para el cáncer de riesgo alto

El cáncer de piel de células basales de riesgo alto significa que hay más probabilidades de que el cáncer reaparezca (recidiva) después del tratamiento.

Las lesiones que se encuentran en el rostro, la cabeza, el cuello, las manos, los pies o las espinillas presentan un riesgo alto de recidiva, independientemente de su tamaño. Las lesiones en el torso, otras partes de las piernas o los brazos que miden más de dos centímetros también se consideran de riesgo alto. Además, las lesiones con bordes poco claros o indefinidos tienen más probabilidades de reaparecer.

Antes de recibir un tratamiento, es importante que busque un centro de atención médica especializado en cáncer de piel de células basales de riesgo alto. Pida recomendaciones a su médico. A continuación, su equipo de atención médica experto le explicará las opciones de tratamiento.

La cirugía suele ser el tratamiento para el cáncer de piel de células basales de riesgo alto en personas candidatas a cirugía. **Consulte la Guía 4** y el recuadro informativo *¿Por qué no es posible la cirugía?*

Guía 4 **Posibles tratamientos para el cáncer de piel de células basales de riesgo alto**
Cirugía de Mohs u otra forma de PDEMA
Escisión quirúrgica con márgenes más amplios
Conversación con el equipo de atención médica, incluido el radiooncólogo, sobre la radioterapia

¿Por qué no es posible la cirugía?

Algunas personas con cáncer de piel de células basales no son candidatas para realizarse una cirugía. Esto significa que no se recomendará la cirugía como tratamiento. Algunas de las razones por las que no se recomienda la cirugía pueden incluir una o más de las siguientes causas:

- **Ubicación compleja:** si la lesión está en un lugar difícil o riesgoso para la cirugía, como cerca de los ojos, las orejas o la nariz.
- **Lesiones grandes o profundas:** si la lesión es muy grande o ha crecido en profundidad en la piel, lo que dificulta su extirpación completa.
- **Problemas de salud:** si la persona tiene otros problemas de salud o es anciana, lo que hace que la cirugía sea más peligrosa.
- **Recidiva:** si el cáncer ha reaparecido o no ha respondido bien a la cirugía en el pasado.
- **Invasión nerviosa:** si el cáncer se ha extendido a lo largo de los nervios, lo que dificulta la extirpación quirúrgica.

Existen dos tipos de cirugía:

- Cirugía de Mohs u otra forma de PDEMA (preferida)
- Escisión quirúrgica

Cirugía de Mohs

La cirugía de Mohs u otras formas de PDEMA son el tratamiento de preferencia para el cáncer de piel de células basales de riesgo alto. Los tratamientos de preferencia son aquellos que cuentan con más pruebas de que funcionan mejor y pueden ser más seguros que otros.

La cirugía de Mohs extirpa los tumores de la piel, capa por capa. Si hay otras zonas de preocupación alrededor de los bordes o la base de la muestra de tejido, se le realizará otra ronda de extracción de tejido. Este proceso continuará hasta que se haya extirpado todo el tejido afectado y los márgenes quirúrgicos estén limpios (negativos para cáncer). En ese momento, pasará a recibir tratamiento de seguimiento (consulte *Seguimiento*).

Aunque la cirugía de Mohs sea satisfactoria y los márgenes estén limpios, puede también realizarse radioterapia si se encuentran células cancerosas en los nervios o alrededor de ellos, o si hay hallazgos microscópicos inquietantes. De lo contrario, pasará a recibir tratamiento de seguimiento (consulte *Seguimiento*).

Escisión quirúrgica

En el cáncer de piel de células basales de riesgo alto, se recomienda una escisión quirúrgica con márgenes quirúrgicos más amplios. Un margen quirúrgico más amplio se refiere a la zona de tejido normal extirpada alrededor de la lesión.

Después de la intervención, se le realizarán pruebas para comprobar si la cirugía ha eliminado todas las células cancerosas. Si la cirugía tiene éxito, comenzará el tratamiento de seguimiento. Si las pruebas detectan cáncer en el margen (margen positivo), se necesitará más tratamiento.

¿Qué es la PDEMA?

La evaluación de márgenes periféricos y profundos en la cara (PDEMA) es una técnica que permite al médico ver claramente todo el borde del tejido extirpado.

También se denomina evaluación completa de márgenes. La cirugía de Mohs es un tipo de PDEMA.

Tratamiento adicional

Si la cirugía no consigue extirpar todo el cáncer, usted y su equipo de atención médica hablarán sobre el tratamiento a seguir. En este punto, el tratamiento puede incluir otra cirugía o radioterapia. Si es posible realizar una nueva cirugía, es lo que se suele intentar en primer lugar. En caso contrario, se recurre a la radioterapia. Si cualquiera de los dos tratamientos consigue eliminar el cáncer, pasará a recibir atención de seguimiento.

Si se le ha realizado una cirugía o se ha tratado con radioterapia y el cáncer sigue presente, se clasificará como cáncer de piel de células basales avanzado (consulte *Tratamiento de la enfermedad avanzada*).

Cuando la cirugía no es una opción

Aunque la cirugía es el tratamiento más común para el cáncer de piel de células basales de riesgo alto, a veces se puede administrar radioterapia si la lesión se encuentra en una zona difícil de extirpar, si usted no es candidato (consulte el recuadro informativo) o si no desea someterse a la cirugía. Es probable que su médico consulte con distintos miembros de su equipo de atención médica para hablar con usted sobre los siguientes pasos. Este equipo debe incluir a un radiooncólogo para analizar el uso de la radioterapia y tratar la lesión.

Tratamiento de la enfermedad avanzada

El cáncer de piel de células basales rara vez se extiende (hace metástasis). No obstante, si la lesión no se trata, puede extenderse.

Cuando esto ocurre, primero se le realizarán estudios de diagnóstico por imágenes para determinar la profundidad y extensión del cáncer de piel. A continuación, su médico y su equipo de atención médica se reunirán con usted para hablar del tratamiento. **Consulte la Guía 5.** Si se considera la radioterapia, un radiooncólogo trabajará con usted y su equipo de atención médica para decidir si es la opción adecuada en su caso.

El tratamiento incluye varias opciones en función de cuál de los tres tipos de cáncer de piel de células basales avanzado tenga usted:

- **Enfermedad localmente avanzada o irresecable**, que significa que se ha extendido profundamente en la piel o en la zona circundante, lo que dificulta la cirugía (también llamada resección).
- **Enfermedad ganglionar (o regional)**, es decir, que se ha extendido a los ganglios linfáticos.
- **Enfermedad metastásica**, que significa que se ha extendido lejos de la lesión original a otras zonas del cuerpo.

Guía 5 Opciones de tratamiento para el cáncer de piel de células basales avanzado
Cirugía (Mohs, PDEMA o escisión estándar)
Radioterapia
Tratamiento sistémico
Ensayo clínico
Tratamiento complementario

Enfermedad localmente avanzada o irresecable

Localmente avanzada significa que el cáncer se ha extendido más profundamente en la piel o en los tejidos cercanos. Puede ser una lesión grande, agresiva o recidivante (una lesión que ha reaparecido).

Enfermedad irresecable significa que la lesión no puede extirparse por completo mediante cirugía.

En ambos casos, como el cáncer está más avanzado, es posible que primero reciba una tratamiento sistémico antes de la cirugía, llamado tratamiento neoadyuvante. Puede ser con el fármaco vismodegib, que es un tratamiento dirigido. En algunos casos, puede recibir cemiplimab-rwlc, que es una inmunoterapia.

Para el tratamiento de la enfermedad localmente avanzada, tiene las siguientes opciones:

- Una nueva cirugía: es preferible la cirugía de Mohs u otro tipo de PDEMA, pero si no están disponibles, la cirugía por escisión estándar es una opción.
- Radioterapia: en algunos casos, la radiación puede combinarse con el tratamiento dirigido vismodegib, pero se debe evaluar con su equipo de atención médica si continúa con vismodegib mientras recibe radioterapia. Podría haber más efectos secundarios cuando se combinan ambos tratamientos.

- Si ni la cirugía ni la radioterapia son una opción, se recomienda el tratamiento sistémico. Esto incluye tratamientos dirigidos o, en algunos casos, inmunoterapia.

Terapias con tratamientos sistémicos

Los tratamientos sistémicos son terapias contra el cáncer que afectan a todo el organismo. Los tratamientos dirigidos y las inmunoterapias son tipos de tratamientos sistémicos y pueden utilizarse para el cáncer de piel de células basales avanzado cuando la cirugía u otros tratamientos no son una opción.

- **Vismodegib (Erivedge)**: es un tratamiento dirigido administrado para el cáncer de piel de células basales localmente avanzado, ganglionar (regional) o metastásico. Se puede utilizar como tratamiento primario para quienes no pueden someterse a cirugía ni a la radiación. También es una opción si se detectan células cancerosas después de la cirugía y no es posible realizar otra.
- **Sonidegib (Odomzo)**: es un tratamiento dirigido. Puede utilizarse para tratar a personas con cáncer de piel de células basales localmente avanzado o ganglionar (regional) que ha reaparecido tras cirugía o radioterapia, o personas que no son candidatos para someterse a una cirugía o radioterapia.
- **Cemiplimab-rwlc (Libtayo)**: es un fármaco de inmunoterapia que se utiliza a veces para tratar el cáncer de piel de células basales localmente avanzado, ganglionar (regional) o metastásico. Se utiliza si el cáncer se agrava después de utilizar vismodegib o sonidegib, o si usted no puede tomar dichos fármacos.

El cáncer de piel de células basales avanzado es poco frecuente. Aun así, existen muchas opciones de tratamiento.

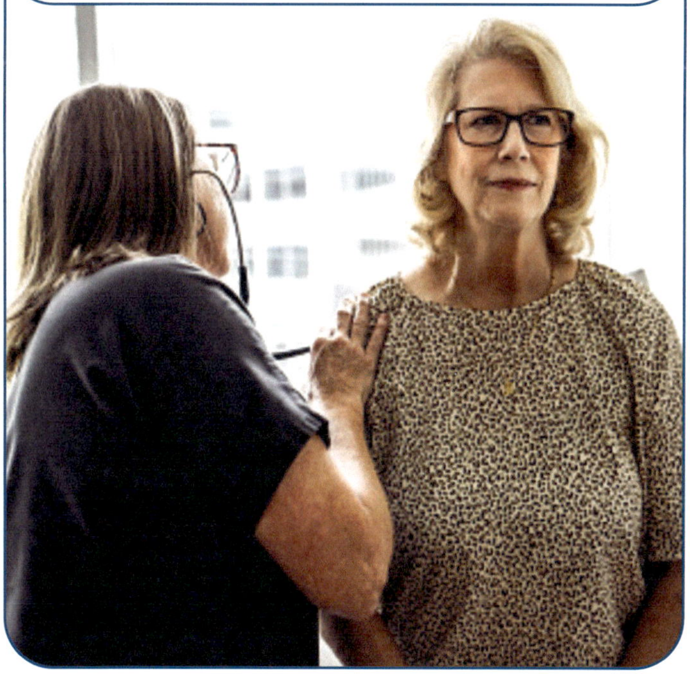

Enfermedad ganglionar (o regional)

Enfermedad ganglionar significa que el cáncer se ha extendido regionalmente a los ganglios linfáticos. Cuando el cáncer de piel se extiende del tumor original a los ganglios linfáticos, esto puede indicar que el cáncer está más avanzado y puede haberse extendido a otras partes del cuerpo a través del sistema linfático. Aun así, este tipo de extensión es muy poco frecuente.

Cuando el cáncer está en los ganglios linfáticos, estas son las opciones de tratamiento:

- Cirugía con o sin radioterapia después de la cirugía (denominada radiación adyuvante).
- Si la cirugía no es una opción, radioterapia o tratamiento sistémico con tratamiento dirigido (vismodegib o sonidegib) o, en algunos casos, inmunoterapia (cemiplimab-rwlc).
- Tratamiento dentro de un ensayo clínico.

Enfermedad metastásica

El cáncer metastásico es el cáncer que se ha extendido a partes distantes del cuerpo. Este tipo de extensión es muy poco frecuente. Si se considera que el cáncer de piel de células basales es metastásico, el médico y el equipo de atención médica analizarán con usted la mejor forma de abordarlo. Según la extensión del cáncer, el tratamiento puede incluir cualquiera de las siguientes opciones:

- Tratamiento sistémico con vismodegib o, en algunos casos, cemiplimab-rwlc.
- Radioterapia o cirugía para la enfermedad metastásica limitada.
- Cuidados paliativos, que también se conocen como tratamiento complementario (consulte el recuadro informativo *Tratamiento complementario*).

¿Qué es el tratamiento complementario?

El tratamiento complementario es una parte importante de su atención oncológica. Tiene como objetivo mejorar su calidad de vida durante el tratamiento del cáncer y después de este. El tratamiento complementario es para todas las personas con cáncer y sus familias, no solo para las que se encuentran al final de la vida. También se conoce como cuidados paliativos.

El tratamiento complementario incluye una amplia variedad de servicios. Previene o maneja los síntomas del cáncer y los efectos secundarios del tratamiento del cáncer, como el dolor y la fatiga relacionada con la enfermedad. También aborda los problemas mentales, sociales, emocionales y espirituales a los que se enfrentan las personas con cáncer.

El tratamiento complementario proporciona ayuda con otras necesidades, como las siguientes:

- Toma de decisiones sobre el tratamiento.
- Coordinación de la atención médica.
- Pago de la atención médica.
- Planificación anticipada de la atención y relacionada con el final de la vida.

Seguimiento

Durante la etapa de seguimiento de su tratamiento, el equipo de atención médica vigilará su salud atentamente para detectar nuevas lesiones cutáneas y le hablará sobre prevención. El cáncer de piel de células basales aumenta el riesgo de padecer otros tipos de cáncer de piel, como el carcinoma de células escamosas y el melanoma, por lo que estos exámenes son muy importantes.

Se le realizará un examen cutáneo completo en las visitas de seguimiento cada 6 a 12 meses durante los primeros 5 años y, después, al menos una vez al año de por vida. Puede ser necesario realizar estudios de diagnóstico por imágenes para obtener más información sobre cualquier lesión sospechosa. Si sospecha que el cáncer de piel de células basales ha reaparecido, siga atentamente las recomendaciones de su equipo de atención médica sobre lo que debe hacer a continuación.

Lo ideal es detectar el cáncer de piel de células basales en sus primeras etapas, cuando es más fácil de tratar. Puede hacerlo por su cuenta. Entre las visitas de seguimiento, revise su piel con regularidad. Pídale a alguien que le revise la espalda o hágalo con un espejo. Si observa algo inusual, acuda al médico lo antes posible. En todos los cánceres de piel, cuanto antes los detecte y trate, mejor es para usted y su salud.

Prevención

Aunque no hay ninguna forma probada de prevenir el cáncer de piel, es posible reducir el riesgo de desarrollarlo en el futuro. Hable con el médico sobre su riesgo.

Tomar las siguientes medidas puede ayudar a reducir el riesgo:

Reducir la exposición a la luz UV

Esto significa reducir la exposición al sol y evitar el uso de cabinas de bronceado.

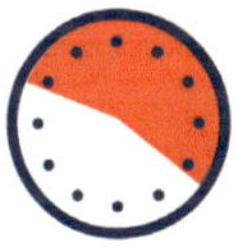

Prevenir los daños del sol

Se trata de limitar la exposición al sol entre las 10.00 a. m. y las 4.00 p. m., las horas de mayor incidencia.

Usar ropa protectora

Esto incluye un sombrero de ala ancha, prendas de tejido que ofrezca protección contra los rayos UV y gafas de sol.

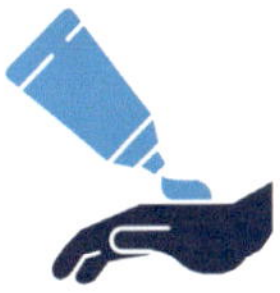

Utilizar protector solar

Elija un protector solar de amplio espectro con un factor de protección solar (FPS) de al menos 30 y vuelva a aplicarlo una vez cada 2 horas. El protector solar también debe aplicarse 15 minutos antes de salir al aire libre.

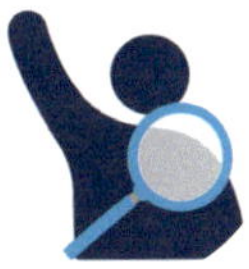

Examinar la piel con frecuencia

Esto incluye autoexámenes con la ayuda otra persona y exámenes cutáneos realizados por un profesional de atención médica.

Tratamiento en caso de recidiva

Una vez que esté en tratamiento de seguimiento, se lo vigilará de cerca para detectar cualquier signo de que el cáncer ha regresado (recidiva). Si el cáncer de piel de células basales ha regresado, tiene más opciones de tratamiento. **Consulte la Guía 6.**

Hay dos tipos de recidiva: enfermedad local o avanzada.

Enfermedad local

Enfermedad local significa que el cáncer ha reaparecido en el mismo lugar o cerca de él. La enfermedad local suele tratarse con cirugía (de Mohs o escisión quirúrgica con márgenes más amplios).

No obstante, si la cirugía no es una opción para usted, es probable que su médico consulte a otros miembros del equipo, entre ellos un radiooncólogo, para determinar si debe recibir radioterapia.

Guía 6 **Opciones de tratamiento para la recidiva del cáncer de piel de células basales**
Cirugía (Mohs, PDEMA o escisión estándar)
Radioterapia
Tratamiento sistémico
Ensayo clínico
Tratamiento complementario

Enfermedad avanzada

Si el cáncer se ha extendido a los ganglios linfáticos cercanos o a partes distantes del cuerpo (metástasis), se considera una recidiva avanzada. Existen tres tipos: localmente avanzado, ganglionar o metastásico. Si presenta una recidiva avanzada del cáncer de piel de células basales, el médico hablará con su equipo de atención sobre las próximas mejores opciones de tratamiento.

Estas son las opciones de tratamiento para la recidiva avanzada:

- Cirugía para la enfermedad localmente avanzada, ganglionar o metastásica limitada.
- Radioterapia: como tratamiento primario o administrada después de la cirugía.
- Tratamiento sistémico: como tratamiento primario, también administrado antes de la cirugía, o como una opción si la cirugía y la radioterapia no son posibles.
- Ensayo clínico para la enfermedad ganglionar.
- Tratamiento complementario para la enfermedad metastásica.

Enfrentarse a una recidiva del cáncer puede ser estresante. Podría experimentar sensaciones inusuales y no saber a quién solicitar asistencia. Pero no se olvide que cuenta con apoyo. Consulte los recursos y sitios web útiles en el siguiente capítulo.

Para obtener más información sobre cómo enfrentar las sensaciones y emociones que vienen con la atención oncológica, consulte *NCCN Guidelines for Patients: Malestar emocional durante el tratamiento del cáncer*. Está disponible en NCCN.org/patientguidelines y en la aplicación NCCN Patient Guides for Cancer.

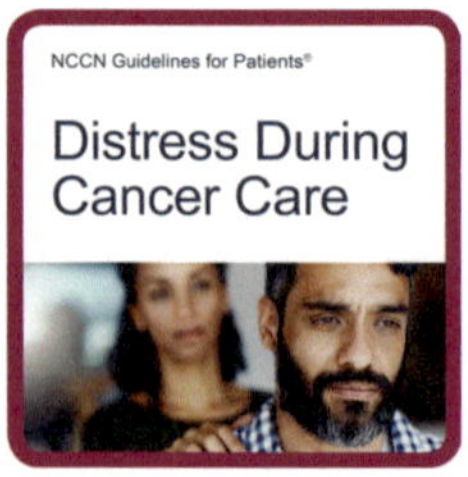

Puntos clave

- La cirugía es el tratamiento más frecuente para todos los tipos de cáncer de piel de células basales.
- El cáncer de piel de células basales de riesgo alto significa que hay más probabilidades de que el cáncer reaparezca después del tratamiento.
- El cáncer de piel de células basales avanzado, es decir, que se ha extendido localmente o a distancia, no es frecuente, pero hay tratamientos disponibles.
- Después del tratamiento primario, se le realizarán controles para detectar si el cáncer vuelve a aparecer, lo que se conoce como recidiva.
- Si el cáncer reaparece en el mismo lugar o cerca de él, se denomina recidiva local de la enfermedad.
- Si el cáncer se extiende a los ganglios linfáticos o a partes distantes del cuerpo, se denomina recidiva avanzada de la enfermedad.
- Durante el seguimiento, deberá realizarse un examen cutáneo completo cada 6 a 12 meses durante los primeros 5 años y, después, una vez al año de por vida.

Preguntas para hacer

- ¿Existen complicaciones derivadas del tratamiento?
- ¿Necesitaré cirugía reconstructiva?
- ¿Cuál es la probabilidad de recidiva?
- ¿Soy candidato para un ensayo clínico?
- ¿Con qué frecuencia necesitaré consultas de seguimiento después de terminar el tratamiento?

5

Otros recursos

¿Quiere saber más? Aquí le explicamos cómo obtener ayuda adicional.

Qué más hay que saber

En este libro, encontrará ayuda para conocer las opciones disponibles, de modo que pueda tomar decisiones informadas y mejorar su atención oncológica. Pero no es el único recurso que tiene.

Solicite toda la información posible y ayuda que necesite. A muchas personas les interesa saber más sobre los siguientes temas:

- Obtener detalles sobre el cáncer de piel de células basales y sus efectos secundarios.
- Formar parte de un equipo de atención médica.
- Obtener ayuda económica.
- Encontrar un profesional especializado en cáncer de piel de células basales que sea experto en su campo.
- Entender cómo afrontar los problemas de salud.

Qué más hacer

Su centro de salud puede ayudar con los próximos pasos. Generalmente, dispone de recursos *in situ* para ayudar a satisfacer sus necesidades y encontrar respuestas a sus preguntas. Los centros de salud también pueden informarle de los recursos existentes en su comunidad.

Además de la ayuda de su equipo de atención médica, los recursos descritos en la siguiente sección proporcionan apoyo a muchas personas como usted.

Dónde obtener ayuda

Consulte la lista y visite los sitios web que se indican para obtener más información sobre estas organizaciones.

AIM at Skin Cancer
AIMatSkinCancer.org

Cancer*Care*
Cancercare.org

Cancer Hope Network
Cancerhopenetwork.org

GRACE
Cancergrace.org

Imerman Angels
Imermanangels.org

PAN Foundation
Panfoundation.org

Save Your Skin Foundation
saveyourskin.ca

Triage Cancer
triagecancer.org

Preguntas para hacer

- ¿Puedo obtener una segunda opinión? ¿Cómo puedo hacerlo?
- ¿Qué podría pasar si no hago nada?
- ¿Pueden ayudarme a obtener más información sobre los ensayos clínicos?
- ¿Qué ayuda existe para pagar los medicamentos y otros tratamientos?

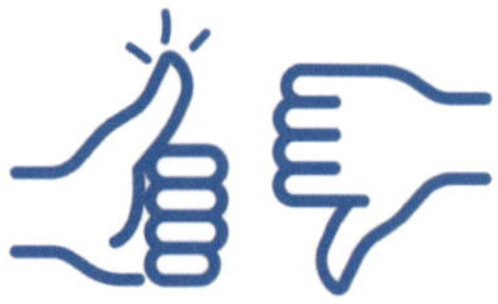

¡Cuéntenos qué opina!

Tómese un momento para completar una encuesta en línea sobre NCCN Guidelines for Patients.
NCCN.org/patients/response

Palabras que debe conocer

anestesia local
Pérdida temporal de sensibilidad en una pequeña zona del cuerpo provocada por unos fármacos especiales llamados anestésicos.

avanzado localmente
Cuando el cáncer de piel de células basales se ha extendido más profundamente en la piel o en los tejidos cercanos.

biopsia
Extirpación de pequeñas cantidades de tejido del cuerpo que se estudian para detectar enfermedades.

carcinoma de células basales
También conocido como cáncer de piel de células basales, es un tipo de cáncer de piel que se desarrolla con mayor frecuencia en zonas de la piel expuestas al sol, como el rostro.

cuidados paliativos
Atención médica especializada destinada a mejorar la calidad de vida y aliviar el dolor y las molestias de las personas con enfermedades graves y complejas.

dermatólogo
Médico experto en enfermedades de la piel.

dermis
La segunda capa de la piel, debajo de la capa superior (epidermis).

enfermedad ganglionar
Células cancerosas que se han extendido desde el tumor primario, regionalmente, a los ganglios linfáticos.

ensayo clínico
Investigación sobre un estudio o tratamiento para evaluar su seguridad y eficacia.

epidermis
La capa externa de la piel.

escisión
Extirpación mediante cirugía.

extirpación por afeitado
Procedimiento en el que el médico utiliza una hoja afilada para extirpar una lesión poco profunda, que se encuentra a nivel de la piel circundante o por debajo de ella.

factor de protección solar (FPS)
Índice de protección contra los rayos ultravioleta.

hacer metástasis
Cuando las células cancerosas se han extendido a una parte del cuerpo alejada del primer tumor (primario).

intravenoso (IV)
Método para administrar fármacos a través de una aguja o un tubo que se inserta en una vena.

irresecable
Tumor que no se puede extirpar quirúrgicamente.

margen quirúrgico
Tejido de aspecto normal y sano que se extirpó alrededor de un tumor durante la cirugía.

PDEMA
La evaluación de márgenes periféricos y profundos en la cara (PDEMA) es una técnica que permite al médico ver una imagen de alta calidad de toda la superficie marginal de los tejidos extirpados.

protector solar de amplio espectro
Sustancia que protege la piel del sol bloqueando 2 tipos de rayos ultravioleta (UV) nocivos: UV y UVB.

quimioterapia
Procedimiento con fármacos que mata las células de rápido desarrollo, tanto cancerosas como normales.

resecable
Un tumor que puede extirparse mediante cirugía (resección).

resonancia magnética (RM)
Una prueba que usa ondas sonoras e imanes potentes para ver el interior del cuerpo.

seguimiento
El tiempo posterior al tratamiento en el que acude a su médico de forma rutinaria para el seguimiento de su estado.

terapia fotodinámica (TFD)
Fármaco sensible a la luz que trata las zonas cancerosas.

tomografía computarizada (TC)
Estudio que toma rayos x de diferentes ángulos para crear imágenes del interior del cuerpo.

tratamiento complementario
Tratamiento administrado para prevenir, controlar o aliviar los efectos secundarios y mejorar la comodidad y la calidad de vida. También llamado tratamiento complementario o cuidados paliativos.

tratamiento sistémico
Tratamiento con sustancias que circulan por el torrente sanguíneo, que alcanzan y afectan a las células de todo el organismo.

Colaboradores de NCCN

Esta guía para pacientes se basa en NCCN Clinical Practice Guidelines in Oncology (NCCN Guidelines®) para pacientes con cáncer de piel de células basales, versión 1.2026. Fue adaptada, revisada y publicada con la colaboración de las siguientes personas:

Dorothy A. Shead, máster en Ciencias
Directora ejecutiva de Operaciones de Información para Pacientes

Christine McLaughlin
Redactora médica

Susan Kidney
Especialista ejecutiva en Diseño Gráfico

La guía NCCN Clinical Practice Guidelines in Oncology (NCCN Guidelines®) para el pacientes con cáncer de piel de células basales, versión 1.2026 fue elaborada por los siguientes miembros del panel de NCCN:

Dr. Jeremy Bordeaux, máster en Salud Pública/presidente
Case Comprehensive Cancer Center/ University Hospitals Seidman Cancer Center and Cleveland Clinic Taussig Cancer Institute

Dr. Paul Nghiem, doctor en Medicina/ vicepresidente
Fred Hutchinson Cancer Center

Dra. Sumaira Z. Aasi
Stanford Cancer Institute

Dr. Murad Alam, máster en Dirección de Empresas, máster en Ciencias de la Investigación
Robert H. Lurie Comprehensive Cancer Center, Northwestern University

* Dr. Arya Amini
City of Hope National Medical Center

Dra. Diana Bolotin, doctora en Medicina
The UChicago Medicine Comprehensive Cancer Center

Dra. Jennifer Chang
UC San Diego Moores Cancer Center

Dra. Pei-Ling Chen, doctora en Medicina
Moffitt Cancer Center

Dr. Carlo M. Contreras
The Ohio State University Comprehensive Cancer Center - James Cancer Hospital and Solove Research Institute

Dra. Jessica M. Donigan
Huntsman Cancer Institute, University of Utah

Dr. Daniel Eisen
UC Davis Comprehensive Cancer Center

Dr. Jeffrey M. Farma
Fox Chase Cancer Center

* Dra. Kelly Harms, doctora en Medicina
University of Michigan Rogel Cancer Center

Dra. Nicole LeBoeuf, máster en Salud Pública
Dana-Farber/Brigham and Women's Cancer Center | Mass General Cancer Center

Dr. John Nicholas Lukens
Abramson Cancer Center, University of Pennsylvania

* Susan Manber
Publicis Health

Dr. Lawrence Mark, doctor en Medicina
Indiana University Melvin and Bren Simon Comprehensive Cancer Center

Dra. Stacy McMurray
Vanderbilt-Ingram Cancer Center

Dra. Theresa Medina
University of Colorado Cancer Center

Dra. Kishwer S. Nehal
Memorial Sloan Kettering Cancer Center

Dra. Kelly Olino
Yale Cancer Center/Smilow Cancer Hospital

Dr. Gyorgy Paragh, doctor en Medicina
Roswell Park Comprehensive Cancer Center

Dra. Soo Park
UC San Diego Moores Cancer Center

Dr. Tejesh Patel
The University of Tennessee Health Science Center

Dr. Jason Rich
Siteman Cancer Center at Barnes-Jewish Hospital and Washington University School of Medicine

Dr. Ashok R. Shaha
Memorial Sloan Kettering Cancer Center

Dra. Bhavina Sharma, máster en Salud Pública
Fred & Pamela Buffett Cancer Center

Dra. Olayemi Sokumbi
Mayo Clinic Comprehensive Cancer Center

Dra. Divya Srivastava
UT Southwestern Simmons Comprehensive Cancer Center

Dr. Joel Sunshine, doctor en Medicina
Johns Hopkins Kimmel Cancer Center

Dra. Valencia Thomas
The University of Texas MD Anderson Cancer Center

Dra. Puja Venkat
UCLA Jonsson Comprehensive Cancer Center

Dra. Melodi Whitley, doctora en Medicina
Duke Cancer Institute

Dra. Yaohui Gloria Xu, doctora en Medicina
University of Wisconsin Carbone Cancer Center

Dra. Siegrid Yu
UCSF Helen Diller Family Comprehensive Cancer Center

* Dr. Mehran Yusuf
O'Neal Comprehensive Cancer Center, UAB

NCCN

Sara Espinosa, doctora en Medicina
Científica en Oncología, redactora médica

Beth McCullough, enfermera titulada, licenciada en Ciencias
Coordinadora de las Guías

* Revisaron esta guía para pacientes. Para divulgaciones, visite NCCN.org/disclosures.

Centros oncológicos de NCCN

Para obtener información de contacto, visite NCCN.org/cancercenters.

Abramson Cancer Center,
University of Pennsylvania
Filadelfia, Pensilvania

Case Comprehensive Cancer Center/
University Hospitals Seidman Cancer Center and
Cleveland Clinic Taussig Cancer Institute
Cleveland, Ohio

City of Hope National Medical Center
Duarte, California

Dana-Farber/Brigham and Women's Cancer Center |
Mass General Cancer Center
Boston, Massachusetts

Duke Cancer Institute
Durham, Carolina del Norte

Fox Chase Cancer Center
Filadelfia, Pensilvania

Fred & Pamela Buffett Cancer Center
Omaha, Nebraska

Fred Hutchinson Cancer Center
Seattle, Washington

Huntsman Cancer Institute, University of Utah
Salt Lake City, Utah

Indiana University Melvin and Bren Simon
Comprehensive Cancer Center
Indianápolis, Indiana

Johns Hopkins Kimmel Cancer Center
Baltimore, Maryland

Mayo Clinic Comprehensive Cancer Center
Phoenix/Scottsdale, Arizona
Jacksonville, Florida
Rochester, Minnesota

Memorial Sloan Kettering Cancer Center
Nueva York, Nueva York

Moffitt Cancer Center
Tampa, Florida

O'Neal Comprehensive Cancer Center, UAB
Birmingham, Alabama

Robert H. Lurie Comprehensive Cancer Center,
Northwestern University
Chicago, Illinois

Roswell Park Comprehensive Cancer Center
Búfalo, Nueva York

Siteman Cancer Center, Barnes-Jewish Hospital
and Washington University School of Medicine
San Luis, Misuri

St. Jude Children's Research Hospital/
The University of Tennessee Health Science Center
Memphis, Tennessee

Stanford Cancer Institute
Stanford, California

The Ohio State University Comprehensive Cancer Center -
James Cancer Hospital and Solove Research Institute
Columbus, Ohio

The UChicago Medicine Comprehensive Cancer Center
Chicago, Illinois

The University of Texas MD Anderson Cancer Center
Houston, Texas

UC Davis Comprehensive Cancer Center
Sacramento, California

UC San Diego Moores Cancer Center
La Jolla, California

UCLA Jonsson Comprehensive Cancer Center
Los Ángeles, California

UCSF Helen Diller Family Comprehensive Cancer Center
San Francisco, California

University of Colorado Cancer Center
Aurora, Colorado

University of Michigan Rogel Cancer Center
Ann Arbor, Míchigan

University of Wisconsin Carbone Cancer Center
Madison, Wisconsin

UT Southwestern Simmons
Comprehensive Cancer Center
Dallas, Texas

Vanderbilt-Ingram Cancer Center
Nashville, Tennessee

Yale Cancer Center/Smilow Cancer Hospital
New Haven, Connecticut

Índice

Made in the USA
Monee, IL
05 November 2026

67382714R00029